L'ART

LA THÉRAPEUTIQUE & L'HYGIÈNE DENTAIRES

A TRAVERS LES AGES

(Conférence faite à l'Association Amicale des Anciennes
Elèves du Lycée Lamartine).

PAR

M. R. MANTEAU

*Chef de Clinique à l'Ecole Dentaire de Paris, Chirurgien-Dentiste de
l'Asile de l'Union Française pour le Sauvetage de l'Enfance.*

VANNES

IMPRIMERIE LAFOLYE FRÈRES

—

1911

L'ART

LA THÉRAPEUTIQUE ET L'HYGIÈNE DENTAIRES

DU MÊME AUTEUR

ARTICLES SCIENTIFIQUES

Un cas de zona récidivant consécutif à un traitement dentaire du 4e degré. (*Voir Bulletin du Syndicat des Chirurgiens-Dentistes de France.*)

Accidents opératoires de l'extraction de la dent de sagesse. (*Voir Bulletin du Syndicat des Chirurgiens-Dentiste de France et Compte-Rendu du Congrès Dentaire National de Paris 1909.*)

Un cas d'exénodontexie. (*Voir Bulletin du Syndicat des Chirurgiens-Dentistes de France, Journal Odontologique de France et Compte-Rendu du Congrès Dentaire National de Poitiers 1910.*)

Moyens pratiques de réparations de bridges. (*Voir Bulletin du Syndicat des Chirurgiens-Dentistes de France, Laboratoire et Progrès Dentaire réunis, Compte-Rendu du Congrès Dentaire de Poitiers 1910, Trad. in Américan Dental Journal.*)

Le salicylate de méthyle en thérapeutique Dentaire. (*Voir Bulletin du Syndicat des Chirurgiens-Dentistes de France et Compte-Rendu du Congrès Dentaire National de Poitiers 1910.*)

PRINCIPAUX ARTICLES PROFESSIONNELS

PUBLIÉS DANS LE BULLETIN DU SYNDICAT DES CHIRURG.-DENT. DE FRANCE

Témoignages électoraux. — Un exemple à suivre. — Incohérence. — Rectification ou une situation bien nette. — Péril imminent. — Une nouvelle Ecole Dentaire. — Dentistes, unissez-vous. — Compte-rendu sommaire du Congrès d'Angers. — Moralité. — Paroles significatives. — Qui trompe-t-on ? — Les bons nourrissons. — Une vague chambre syndicale. — Bas le masque. — F. D. N. (?... !) — La cour des miracles. — Du vent. — La discorde est au camp d'Agramant. — Compte-rendu général du Congrès Dentaire National de Poitiers.

L'ART

LA THÉRAPEUTIQUE & L'HYGIÈNE DENTAIRES

A TRAVERS LES AGES

(Conférence faite à l'Association Amicale des Anciennes
Elèves du Lycée Lamartine).

PAR

M. R. MANTEAU

*Chef de Clinique à l'Ecole Dentaire de Paris Chirurgien-Dentiste de
l'Asile de l'Union Française pour le Sauvetage de l'Enfance.*

VANNES

IMPRIMERIE LAFOLYE FRÈRES

—

1911

L'ART

LA THÉRAPEUTIQUE ET L'HYGIÈNE DENTAIRES

A TRAVERS LES AGES

Mesdemoiselles,
Mesdames,

Avant toute chose, permettez-moi de remercier votre excellente directrice ainsi que le Docteur Roubinovitch, du grand honneur qu'ils m'ont fait, en m'invitant à venir aujourd'hui, devant vous, parler de l'*Art, la Thérapeutique et l'Hygiène dentaires à travers les âges*. Permettez-moi également de vous demander de m'accorder, en outre de votre bienveillance qui m'est très certainement acquise, toute votre indulgence, car c'est la première fois que je me trouve devant un public qui ne soit pas un public de confrères et d'étudiants, et chose plus intimidante, devant un public féminin.

L'art dentaire remonte à la plus haute antiquité. On peut être assuré qu'il naquit avec les hommes, ou du moins avec les souffrances causées par leurs dents. On peut être assuré en effet, qu'en règle générale l'homme, comme l'animal, dès qu'il souffre, cherche à se soulager.

Un fait indéniable, c'est qu'à l'époque de la préhistoire, à l'époque des fossiles, la carie dentaire avait déjà fait son apparition ainsi qu'en témoigne un ossement retrouvé par *Boucher de Perthes* aux environs d'Abbeville et qui date de ce temps plus que lointain. Sur cet ossement on voit en effet une troisième grosse molaire inférieure droite présentant une carie. D'autre part les abbés *J. et A. Bouyssonnie* et *L. Bardon* ont trouvé, à la Chapelle-aux-Saints, dans la Corrèze, un crâne, sur le maxillaire duquel il ne restait plus que les deux canines et dont les alvéoles des autres dents étaient comblées, ce qui est l'indice certain, indubitable, que cet ancêtre avait perdu ses dents longtemps déjà avant sa mort. Nous supposons qu'à cette époque les hommes devaient chercher à s'obturer leurs dents avec des racines, des écorces d'arbres ou de petits morceaux de silex.

Les premiers documents que nous ayons, concernant le sujet qui nous occupe en ce moment, remontent aux Egyptiens et nous sont fournis par le *papyrus d'Ebers*, document ainsi nommé, parce qu'il fut découvert par le professeur *Ebers*, à Louqsor. C'est un long mémoire qui fut rédigé par une suite d'auteurs inconnus et dont la rédaction se continua de l'an 3700 à l'an 1550 avant Jésus-Christ. Dans ce document, il est fait mention des maux de dents, mais il appert de son étude qu'à cette époque il n'y avait pas de dentistes. Avec *Hérodote*, né en 484 avant Jésus-Christ et qui arriva en Egypte en 450 nous apprenons que les maladies des dents étaient déjà assez bien connues, qu'il y avait des dentistes, mais que ceux-ci ne connaissaient pas l'obturation, car toutes les momies qui nous ont été transmises dans la suite des siècles, et qui remontent à cette époque, n'en présentent pas trace. C'est du moins l'avis de presque tous les auteurs, bien que *M. G. Perrine*, dentiste à New-York, ait publié en 1883 un article dans lequel il affirme que certaines momies avaient des dents obturées avec de l'or, ainsi qu'un archéologue, *M. Forbes*, qui prétend en avoir vu également. Le fait certain est que nous ne savons pas, si ces obturations existent réellement, si elles ont été faites dans un but thérapeutique ou dans un but d'ornementation.

Avec les Egyptiens, ce sont les Chinois, dont la civilisation était plus précoce que la nôtre, qui nous donnent des renseignements sur l'état de l'art dentaire dans l'antiquité. L'empereur *Houang-Ty*, qui vécut vers 2700 avant Jésus-Christ, écrivit un ouvrage qui est le premier travail sur la médecine qui fut rédigé en ce pays. Ce lettré consacra aux dents deux chapitres de son livre. Il recommandait un médicament, si je puis donner ce nom à un produit que vous verrez revenir souvent dans le cours de cette conférence, à des époques bien distinctes et même modernes : à l'urine. Il connaissait aussi, comme traitement, l'usage des pointes de feu, que l'on employait en des points très précis (vingt-six sur les dents et six sur les gencives) et, dans certains cas, l'arsenic que nous employons toujours. A cette époque, ou plus exactement un peu plus tard, vers l'an mille avant Jésus-Christ, les Chinoises étaient déjà fort coquettes ; elles n'eussent pas été femmes, d'ailleurs, sans cela. Nous savons qu'elles se teignaient les yeux, qu'elles se comprimaient déjà les pieds pour les avoir petits, et qu'enfin, elles se faisaient remplacer les dents manquantes.

On cherchait donc, déjà, à réparer des ans l'irréparable outrage. Malheureusement nous ne savons cela que par les écrits des historiens de ce temps car nous ne possédons aucune pièce faite à ce moment chez ce peuple.

Chez les Aryens, la beauté des dents était appréciée. Les Israélites nous en donnent la preuve par la Bible. Dans un chapitre du Deutéronome, en effet, nous apprenons que *Moïse*, lorsqu'il mourut, avait encore vingt-six dents et qu'elles n'étaient point ébranlées. C'est d'ailleurs de cette époque que remonte la première pièce de dents artificielles qui ait été trouvée dans un tombeau grec.

Du temps d'*Abraham* et de *Jacob* il y avait des mar-

chands Israélites qui parcouraient l'Egypte et la Judée
et qui vendaient des pâtes, des gommes, de l'ambre, de
la myrrhe, etc., contre les maux de dents. Nous avons
également des renseignements par les poètes ; *Homère*
nous parle des dents et le roi Salomon dans ses *Pro-
verbes* prêche leur conservation et indique les subs-
tances qui leur sont nuisibles.

Hippocrate, né en 460 ou 470 avant Jésus-Christ, que
l'on surnomme le père de la médecine, mérite également le titre de père de la chirurgie-dentaire. Il con-
naît les abcès alvéolaires, il baptise la troisième grosse
molaire du nom de dent de sagesse, qu'elle porte encore aujourd'hui. Il craint l'extraction, comme tous
les anciens, d'ailleurs, qu'il considère comme dange-
reuse et il ne l'admet que dans les cas de dents branlantes. D'ailleurs elle ne devait se faire qu'au moyen
d'une pince en plomb.

Avec lui on sait qu'à cette époque le froid était considéré comme nuisible et la chaleur comme favorable
aux dents. On sait également que la cautérisation au
fer rouge était fort en vogue, et sur la gencive seulement. Contre les douleurs et les fluxions il ordonnait de
la bouillie de lentilles et des gargarismes de castoreum
et de poivre. C'est, on peut dire, de lui que date le
guérissez, n'arrachez pas, des dentistes modernes.

De la Grèce, par des marchands phéniciens, la dentisterie est importée à Marseille ; les Phéniciens d'ailleurs, dans cet art, sont passés maîtres. Il y a, remon-
tant à cette époque, une pièce de quatre dents au musée
du Louvre, pièce qui est reproduite par le dessin dans
le livre de Renan, *Une mission en Phénicie.*

Mais revenons à la Grèce. *Erasistrate*, en 400 avant
Jésus-Christ, fit mettre dans le temple d'Apollon une
tenaille à extraction en plomb ; il recommandait contre

la douleur, la diète, les purgatifs et des baumes. *Pyrrhus*, roi d'Epire, d'après *Plutarque*, guérissait les maux de dents et de rate par l'application d'un de ses doigts de pied sur l'organe malade. Vous voyez que l'art et la thérapeutique n'étaient pas encore très avancés. Ce dernier rémède, celui du roi Pyrrhus, ne doit pas nous étonner, si nous songeons qu'en 1740 il y avait encore des gens qui prétendaient guérir certaines affections par l'application de leur doigt trempé dans du cérumen d'oreille. Comme propreté, ce dernier traitement vaut bien l'autre.

Aétius, médecin arabe, fut celui qui découvrit les orifices qui servent au passage des nerfs, artères et veines et qui existent à la pointe des racines, mais cet auteur ne nous donne aucun renseignement nouveau sur les divers traitements en usage à l'époque.

Le poète comique, *Alexis*, prétend que les courtisanes qui ont de vilaines dents gardaient toujours entre les lèvres une petite branche de myrthe afin de les cacher lorsqu'elles parlaient ou riaient et qu'elles mâchaient des mastics odorants.

Chez les Romains existait déjà (450 ans avant Jésus-Christ), ce qui existe toujours chez les races latines, et dont nous sommes le vivant exemple ; l'amour de tout ce qui est exotique. On ne faisait pas encore blanchir son linge à Londres, mais *Galien* nous apprend que c'étaient les dentistes grecs qui étaient en vogue. Il n'est donc pas étonnant que les traitements et procédés que nous avons trouvés en Grèce soient ceux que nous trouvons à Rome.

Galien nous apprend encore que, si le poivre et le pyrèthre ne réussissent pas à faire tomber en morceaux les dents cariées, il faut avoir recours au sang de lézard qui a cette propriété ; de même que, pour faciliter l'éruption des dents de lait, il faut employer un collu-

toire au lait de chienne, à la cervelle de lièvre ou at-
tacher au cou de l'enfant une corne desséchée d'un
vieux colimaçon.

On portait également beaucoup de dents artificielles,
à tel point que *Cicéron* nous apprend qu'une loi des
XII tables, qui interdisait d'enterrer les morts avec de
l'or, faisait exception pour celui qui servait à ligaturer
les dents artificielles, dans la bouche.

Au musée de Corneto, près Civita-Vecchia, on peut
voir deux pièces de dents artificielles, datant de cette
époque. D'ailleurs il faut avouer, à notre grande honte,
qu'en ces temps lointains, on parlait davantage des
soins de la bouche et des dents qu'on ne le fit en
France au XV° siècle. C'est de *Cicéron* que date l'ex-
pression *tuer une mouche au vol*, car c'est lui qui recommande à un jeune élégant de se parfumer la bouche
afin de ne *pas tuer les insectes à moins de quinze pas*. Le
meilleur dentifrice, le plus réputé pour avoir des dents
blanches était encore et toujours l'urine. Le chic su-
prême était de la faire venir d'Espagne et on la conser-
vait précieusement dans des vases d'albâtre. Pourquoi
faire venir de si loin ce qu'on pouvait se procurer si
facilement chez soi ? Nous pouvons ajouter que, de nos
jours, on l'emploie encore en Catalogne pour cet usage,
et dans le centre de la France pour le pansement des
plaies.

Plus près de nous, *Celse*, né en 25 ou 30 avant Jésus-
Christ, et mort en 45 à 50 après, recommande à ses malades, contre les maux de dents, des purgations, des
compresses, des lavages chauds. Il ajoute que, si on ne
peut guérir les dents, afin d'en éviter l'extraction qu'il
redoute, il faut les détruire au moyen de grains. Il nous
initie aux remèdes qu'employaient les gens de la campagne qui arrachaient un pied de menthe avec ses racines, le mettaient dans un bassin en jetant de l'eau des-
sus. Le malade, bien couvert de ses habits, s'asseyait

auprès, et l'on jetait dans le bassin une pierre brûlante, de telle sorte que le patient pouvait respirer la vapeur qui se dégageait. Une sudation énergique s'ensuivait et une pituite abondante coulait par la bouche.

Pline, un historien, ne dédaigne pas de s'occuper des dents, et par lui nous avons des renseignements très intéressants. Bizarrerie inexpliquée et inexplicable, *Pline* reconnaît trente-deux dents à l'homme et seulement vingt-huit à la femme. Il préconise l'anesthésie par l'emploi de la pierre de memphis (sorte d'onyx), dissoute dans du vinaigre. De son temps, les dents artificielles étaient faites d'os ou d'ivoire sculpté.

Pline nous parle des remèdes, alors en usage, qu'il recommande. C'est ainsi que la cendre de corne de cerfs, en frictions ou en collutoires, la cendre de tête de loup, sont de grands calmants, et les débris calcinés de ces os ont un grand pouvoir guérisseur lorsqu'ils sont portés en amulettes. On employait, instillée dans l'oreille, de la fressure de lièvre, et comme poudre dentifrice de la cendre de tête de lièvre. Celle-ci, additionnée de marc, avait la propriété de dissiper les mauvaises odeurs de la bouche. Certains y ajoutaient de la cendre de tête de souris. Pour raffermir les dents ébranlées on se servait de lait d'ânesse ou de la cendre des dents du même animal ainsi que de la poudre des durillons que le cheval porte au genou et au-dessus du sabot. On employait encore, paraît-il, un petit os, tiré du cœur du cheval (?), qui guérissait les dents malades qu'il touchait. Une dent de cheval mort avait la même vertu, mais tout ceci n'est rien ! Par *Pline*, nous connaissons d'autres remèdes employés de son temps et dont la malpropreté est fantastique. C'est ainsi qu'on se frottait les gencives avec les excréments agglutinés à la queue des moutons après les avoir fait sécher et finement pulvériser. Comme cure-dents, *Pline* recommandait une arête de poisson, des dents pointues d'animaux ou une dent ayant appartenu à un individu mort de mort violente.

A Rome on se servait beaucoup de bois de lentisque comme cure-dents, mais les levantins le falsifiaient ; c'est du moins ce que *Dioscoride* nous apprend. On accuse toujours la chimie moderne d'avoir inventé la fraude ; il n'en est rien, rendons-lui cette justice en passant.

Les Romains obturaient les dents avec une poudre d'excréments de souris et de foie de lézard, le tout recouvert avec de la cire. On ne s'étonnera pas que les Romains aient été capables de tuer les mouches à quinze pas quand on saura dans quel état se trouvait leur estomac, par suite de l'abus qu'ils faisaient des épices et des alcools. Pour combattre cette mauvaise odeur qu'ils exhalaient, ils employaient de la feuille de persil, et en outre de l'urine si appréciée, ils employaient comme dentifrice de la cendre d'écailles d'huîtres, ainsi que certaines eaux préparées par les parfumeurs de l'époque.

Les dentifrices étaient des produits dont les grandes dames ne dédaignaient pas de surveiller la préparation. *Octavie*, sœur d'*Auguste*, avait le sien. Celui de *Messaline* était composé d'un setier de corne de cerf torréfiée dans un vase neuf, une once de mastic de Chios et une demi-once de sel ammoniac. *Apulée* accompagne l'envoi d'un dentifrice précieux à l'un de ses amis d'une épître louangeuse : « *Que mon vers rapide, ô Calpurnius, te porte mon salut ; je t'envoie ce dentifrice que tu m'as demandé, composé avec les fruits de l'Arabie. C'est une noble et belle poudre blanche, capable de remettre en bon état la gencive tuméfiée, de faire disparaître les débris d'aliments, de telle sorte que, quand un sourire entr'ouvrira tes lèvres, aucune tache n'en diminue le charme.* »

Quittons l'antiquité et passons au Moyen-Age. En 1112 *Albucasis*, médecin arabe, recommande, lorsqu'une dent est brisée, d'amollir la racine, pour en permettre l'extraction, avec un coton plongé dans du beurre chaud ; il est nécessaire de répéter cette opération plusieurs fois. C'est lui qui découvre l'existence du tartre et il en recommande l'enlèvement. C'est le seul progrès réalisé depuis les temps antiques. On en est toujours à consolider les dents branlantes au moyen de fils d'or.

Chez les Germains, à cette époque, pour favoriser l'éruption des dents on entourait le cou des enfants d'un fil préalablement teinté de sang par son passage dans les yeux d'une souris. Pourtant, on eût dû faire des progrès, car la perte d'une dent était chose de prix et était une punition exemplaire. C'était, non seulement une punition, mais encore un moyen d'intimidation ou de vengeance. C'est ainsi que *Jean sans Terre*, pour connaître la cachette dans laquelle un vieux juif de Bristol avait abrité ses trésors, fit arracher les dents de ce dernier, jusqu'à ce qu'il la lui ait indiquée. Une preuve encore du peu de progrès que fit la chirurgie dentaire réside en ce fait que, lorsque *saint Louis* mourut, il ne lui restait plus qu'une dent, et *Charles le Téméraire*, mort à la bataille de Nancy, et dont le corps était à moitié dévoré par les loups, ne fut reconnu, entre autres choses, qu'à ce fait qu'il lui manquait les dents de devant, depuis longtemps, à la suite d'une chute. Ceci prouve que l'on n'avait pas attendu la catastrophe du *Bazar de la Charité* pour faire l'identification des morts par l'examen buccal. Et de ce manque de dents, tant chez *saint Louis* que chez *Charles le Téméraire*, nous devons constater que l'art de la prothèse dentaire était bien tombé depuis l'antiquité.

Puisque je viens de toucher à l'histoire, permettez-moi de vous dire également, et peut-être d'aller à l'encontre de ce qui nous fut appris à tous, dans nos cours, sur la mort de Charles VII, que ce roi ne se laissa pas mourir de faim par crainte d'être empoisonné. Pour quelques auteurs s'occupant d'art dentaire, et pour moi-même, Charles VII, qui n'avait lui aussi presque pas de dents, comme plus tard François Ier, serait mort de faim, non point parce qu'il craignait d'être empoisonné, mais parce qu'il ne pouvait plus manger, vu l'état déplorable de sa bouche et la présence d'un cancer à la joue.

Jusqu'à cette époque, il n'y a, en fait de matières obturatrices, que la cire et le mastic, quand enfin, en 1450, *Jean Arculanus*, professeur à Bologne, préconise l'emploi de l'or en feuilles.

Les progrès sont toujours très lents ; ils le sont d'autant plus que ce sont les barbiers-chirurgiens qui exercent l'art dentaire et qu'ils s'occupent plus de disputer leurs prérogatives aux chirurgiens de Saint-Côme, qu'à travailler et à améliorer leurs connaissances scientifiques.

En 1530, *Erasme*, le littérateur, conseille l'emploi de cure-dents dont certains sont faits de petits os tirés des pieds du chapon ou de poules bouillies et il s'élève contre l'emploi, toujours continuel de l'urine. En 1582, avec *Urbain Hémard*, paraît un ouvrage dans lequel nous apprenons que l'on avait recours « *à certains billets, caractères ou charmes* » qui avaient la propriété de guérir le mal de dent ; il avoue n'avoir aucune confiance en ce genre de remèdes.

Par lui nous savons que les dames de cette époque avaient presque toutes de la stomatite mercurielle parce qu'elles se servaient de fards à base de sels de mercure, et il recommande, ne pouvant arriver à les dissuader de cesser de se farder, de se frotter les dents avec de la thériaque détrempée dans du vin blanc. Contrairement aux auteurs de son temps, il ne croit pas aux vers, comme cause de la carie ; par contre il croit que c'est un signe de fortune lorsque les dents œillères sont doubles du côté gauche.

En avançant dans l'histoire nous arrivons à *Ambroise Paré* qui nous apprend que les extractions devaient se faire en plaçant la tête du patient entre les jambes de l'opérateur. On commence à faire de la réimplantation, c'est-à-dire remettre en place une dent extraite et même de la transplantation, mais il n'a pas grande confiance dans le succès de l'opération. Nous sommes aux environs de 1560, et *Paré*, souffrant lui-même d'une dent, essaie un traitement dont il a entendu parler et qui consiste à introduire une gousse d'ail chaude, dans la dent malade. Il croit aux vers rongeurs, et, pour les brûler et les tuer, il emploie le cautère ou le vitriol.

Le médecin d'Henri III croit aux vertus de l'urine et la recommande, mais il préfère le vin additionné d'eau. Avec les Italiens amenés à la cour, l'hygiène dentaire fait quelques progrès. Par un écrivain satirique de l'époque, nous savons qu'Henri III se faisait rougir les lèvres par un serviteur, puis immédiatement un autre serviteur, à genoux devant lui, *le prenait par la barbe, lui baissait le menton, et, avec un doigt mouillé d'une certaine eau, prenait une poudre blanche avec laquelle il frottait les gencives et les dents, puis il attachait des petits ossements avec des fers bien déliés en les enfonçant sous les gencives.* Henri III portait donc des dents artificielles.

Henri IV se faisait aurifier les dents, et sur le registre de ses comptes, on trouve une dépense de 15 livres 15 sols ! C'était un luxe princier que de se servir d'or. *Paré* n'en mentionne pas l'emploi comme étant d'un usage courant. Il dépensait 20 sous par mois de cure-dents. On obturait encore avec du liège ou du plomb et c'est de là l'origine de cet affreux mot de plombage qui, malgré tous nos efforts, continue à être tant en usage ; on employait, comme dents artificielles, des dents sculptées dans de l'os, de l'ivoire, de la dent de requin, liées aux autres dents par des fils d'or et d'argent. C'étaient les tablettiers qui les sculptaient. Ce n'étaient point des chefs-d'œuvre, c'est du moins ce que nous devons supposer d'après *Artus d'Embry* qui nous apprend que ceux qui en portaient étaient obligés de les ôter avant que de se mettre à table.

Montaigne, qui prétendait avoir les dents bonnes, les frottait avec sa serviette le matin et au moment de se mettre à table ; cela ne l'empêcha pas d'ailleurs, d'en souffrir. Par *Tallement des Réaux* nous avons confirmation de ce qu'*Artus d'Embry* nous a appris relativement au peu de commodité des dents artificielles, et il faut avouer que, si du temps des Egyptiens, des Grecs et des Romains, la prothèse dentaire était à peu près parfaite, elle était revenue à un état très primitif. En effet, *Tallement des Réaux* nous dit que Mlle *de Gournay*, cousine de *Montaigne*, avait un râtelier complet, fait en dents de loup marin, mais qu'elle ne l'avait que comme ornement et pour parler plus facilement, mais qu'elle le sortait pour manger « *à table, dit-il, quand les autres parlaient, elle ôtait son râtelier et se dépêchait de doubler ses morceaux et après, elle remettait son râtelier pour dire sa ratelée* », et il paraît qu'il en était ainsi pour tout le monde.

Nous sommes en 1593 et, à ce moment, éclate l'histoire de la dent d'or, qui intrigua tant de savants et fit couler tant d'encre et qui n'était qu'une capsule d'or placée sur une dent. C'est la première couronne que nous connaissons, et quoi qu'en disent les Américains, ce ne furent point eux qui en furent les inventeurs. La polémique, au sujet de cette dent, dura de 1595 à 1689, mais, dès 1595, l'or étant probablement usé, on ne la laissait plus examiner.

De 1600 à 1700 l'empirisme règne toujours en maître. *Brantôme*, étant à la cour d'Espagne, fut pris d'un violent mal de dents. L'apothicaire de la reine, que celle-ci lui envoya, lui donna « *une herbe très singulière que la mettant dans la main à l'intérieur et la tenant un moment, soudain le mal se passa comme il me passa aussitôt.* »

1633 est une date dans l'histoire de la thérapeutique dentaire. *Dupont*, un Français, fait la première transplantation dans un but thérapeutique et d'une façon quelque peu scientifique.

En 1661, par une lettre de *Gui Patin*, nous savons que la saignée est encore l'un des meilleurs remèdes contre les maux de dents; c'est l'époque du charlatanisme, des *Carmeline*, des *Arnaut*, qui sont restés célèbres, et qui opéraient sur le Pont-Neuf où ils extrayaient à tour de bras.

Baptiste Martin publie en 1663 une dissertation sur les dents, dans laquelle il cite de nombreux remèdes parmi lesquels (nous y revenons) il cite l'urine et aussi les crottes de chat sauvage qu'il serait peut-être difficile aujourd'hui de se procurer. Il préconise, pour faciliter l'éruption des dents, le raisin de Damas, la moelle de lièvre, du sang de crète de coq coupée avec des ciseaux (ceci est important), des cloportes, des pattes de taupes pendues au cou ; toutefois il donne la préférence à l'extrait de racine de chiendent.

Purmann (1648-1721), est le premier qui ait eu l'idée, pour la confection des appareils dentaires, de prendre des empreintes au moyen de cire. Il ouvre la voie à la prothèse moderne.

A ce moment, dans la littérature, paraît un ouvrage intitulé : *La Médecine des Pauvres*, dans lequel l'auteur, contre les douleurs de cause froide, conseille l'introduction d'une gousse d'ail dans l'oreille. Le croirait-on, de nos jours, en plein XXe siècle, il est des gens encore assez arriérés pour avoir recours à de semblables moyens ; j'en ai eu la preuve, il n'y a pas encore deux mois, chez une femme du peuple qui vint me consulter et qui avait encore dans l'oreille la gousse qu'elle s'y était introduite et qu'elle n'avait pu enlever.

Dans *La Médecine des Pauvres* il est conseillé l'application d'urine chaude qui est le plus excellent remède, supérieur, dit l'auteur, aux frictions de fromage frais ou vieux. Pour favoriser l'éruption des dents de lait sans douleur, il faut, paraît-il, frotter les gencives avec de la cervelle rôtie ou bouillie d'un lièvre mêlée à du miel et du beurre. Le cerveau de vipère pendu au cou est également excellent.

Madame Fouquet (1698) recommande de faire bouillir, puis réduire en cendres, des vers de terre, de remplir la dent creuse de la poudre ainsi obtenue, et de fermer avec de la cire, ceci afin de faire tomber la dent, mais il y a mieux. Si l'on voulait enlever sa dent soi-même elle conseillait de prendre un lézard vert, de le mettre dans un pot et de le faire sécher au four. Il suffisait alors de le réduire en poudre, de s'en frotter les gencives et l'on pouvait, sans peine, s'extraire soi-même sa dent (?).

Dans le *Médecin des Dames*, nous trouvons ce procédé original que nous avons copié sans rien y changer.

Il faut entre les deux Notre-Dame d'août et de septembre, choisir la plus belle taupe toute vivante ; la mettre dans sa main, le dos renversé et le ventre à l'air, tout le corps dans la main et la tête dehors. On ferme ensuite la main, les deux premiers doigts, après le pouce, appuyés sur la région du cœur de la taupe ; et les autres doigts doivent contenir la taupe que l'on ne doit pas trop serrer dans la crainte de l'étouffer trop vite ; elle ne doit pas être non plus mollement serrée, parce qu'elle s'échapperait, ou se remuerait. La taupe ainsi tenue, on appuiera son poignet sur la table, de façon que la taupe ait toujours le ventre en l'air, c'est-à-dire la main renversée. Dans cet état, la taupe doit perdre la vie. Elle se remuera, s'agitera ; elle suera, elle écumera ; et enfin elle périra. Alors on aura un pot de terre neuf vernissé ; on prendra la taupe, on la déchirera par morceaux, et on s'en frottera bien les doigts ci-dessus indiqués ; et sur-le-champ, on se garnira la main d'un gant. Quant aux parcelles de la taupe, on les mettra dans le pot de terre; on lutera bien son couvercle; on mettra le tout au grand feu que l'on continuera, jusqu'à ce que l'on présume que toute la taupe est réduite en cendres. On se dégantera et on se frottera bien la main de cette cendre et on remettra le gant que l'on gardera encore pendant trois autres jours, au bout desquels l'opération étant complète on ôtera le gant, et on se lavera les mains comme à l'ordinaire. Cette vertu de guérir les dents, peut durer deux ans; mais il est mieux de recommencer le secret tous les ans. Il suffit de toucher la dent avec l'un des doigts ci-dessus désigné, pendant trois ou quatre minutes, pour guérir les dents qui font mal. »

On emploie encore un animal cher à Rostand : j'ai nommé le crapaud. Il faut prendre la patte gauche de derrière (la droite n'aurait pas donné le même résultat, sans doute) d'un crapaud séché au soleil, la placer entre deux linges fins et l'appliquer sur la joue, à la place de la dent malade. On emploie également la graisse humaine contre les fluxions mais on ne dit pas comment on se la procurait.

Madame de Sévigné, nous le savons par ses lettres à sa fille *Madame de Grignan*, ainsi qu'à son cousin de *Bussy-Rabutin*, employait l'urine par gouttes, à l'intérieur, contre ses vapeurs, et en bains de bouche contre ses maux de dents. *Nicolas Lamery*, dans son *Dictionnaire Universel des drogues simples*, recommande l'excrément humain qui est *digestif, résolutif, amollissant et radoucissant*. Il faut l'employer sec et pulvérisé et l'avaler. La dose la plus élevée est un drachme. Par ce moyen, que je n'hésite pas à qualifier d'héroïque, on guérissait sûrement les enflammations de la bouche et de la gorge. Vraiment la thérapeutique, prônée par les auteurs de l'époque, n'a pas progressé et leurs remèdes ne valent pas mieux que celui que j'ai oublié de vous citer et qui était recommandé par le médecin de François Ier contre les *maux de tête provoqués par migraines de dents.* Ce remède était celui-ci : « *faire tondre les cheveux et y faire traire lait de nourrice qui allaite une fille.* » Et ce point était important car si la nourrice, au lieu d'allaiter une fille, eut allaité un garçon, le remède eut été d'un effet nul.

Toutes ces prescriptions nous semblent non seulement bizarres, mais encore fantastiques et, pourtant, certaines sont encore employées de nos jours. Actuellement, chez les Russes, on emploie encore la friction des gencives avec du citron sucré mélangé à du sang provenant de la crête d'un coq noir, crête dont il faut se procurer le sang, non en faisant une incision, mais en l'égratignant avec un peigne.

Vous dirai-je, faisant une échappée hors de mon sujet, que *Louis XIV* naquit avec deux dents, comme *Curius Dentacus, Robert le Diable, Richard VI d'Angleterre, Mazarin, Mirabeau* et *Broca* et que ce fait fut toujours considéré comme un présage heureux. Louis XIV croquait les seins des sept nourrices qu'il eut à la file ; cela ne l'empêcha pas d'avoir de fort mauvaises dents. *Dubois,* son dentiste, lui nettoyait les dents mais ne les lui aurifiait pas. Comme il en souffrait beaucoup, pendant la campagne de Flandre, on lui appliquait de l'essence de girofles et de thym, mais cela ne le guérissait pas ; ce fut peut-être cette odontalgie, et non sa grandeur, qui l'attacha au rivage. Ayant une fluxion en septembre 1678 on lui appliqua un cataplasme de mie de pain à la suite duquel on lui donna un coup de lancette. En 1685 lors de son mariage avec *Mme de Maintenon,* il n'avait plus de dents en haut à gauche, et à la suite de ces extractions multiples, et d'accidents occasionnés par elles ou par l'état général de sa santé, il avait des perforations qui faisaient que, lorsqu'il buvait, l'eau allait de la bouche dans le nez d'où elle sortait comme d'une fontaine. Il sentait si fort que cela fut sans doute la cause que les courtisans n'imitèrent pas sa fistule si-

nusiale comme on imita sa fistule anale, car tout le
monde sait, qu'à la cour on pouvait demander « qui
n'a pas sa fistule anale » ? On lui faisait pointes de feu
sur pointes de feu et l'on prétend que c'est sous l'influence des douleurs constantes qu'il ressentait causées
par ses dents, qu'il révoqua l'édit de Nantes, comme
Charles IX avait fait la Saint-Barthélémy parce qu'il
était constipé et comme Napoléon III fit le coup d'Etat
du II décembre parce que lui aussi était constipé et
qu'il souffrait d'une dent. A petites causes grands effets.

Si l'on juge de l'état de la bouche des gens à l'époque
de Louis XIV, par celui de l'état du grand roi, qui, on
le suppose, devait être bien soigné, on aura une idée
de ce que pouvaient être les soins donnés couramment,
quoique Louis XIV ne se résignât point à porter de
dentiers alors que certains de ses sujets en faisaient
usage. Le grand remède, pour lui, était la purgation
et la saignée.

Enfin, voici *Fauchard*, le maître incontesté de l'odon-
tologie. A ce moment (1700) la science dentaire va pro-
gresser et l'on exige des dentistes qu'ils passent des
examens. On cautérise au fer rouge, dans l'oreille.
Que nos patients actuels, nerveux à l'excès, devraient
bien avoir un peu du stoïcisme des gens de cette époque,
qui se soumettaient à cette opération, très facilement et
sans murmurer ! *Fauchard* n'a pas vu de vers dans les
dents, aussi ne sait-il s'ils existent réellement ; il n'ose
se prononcer.
A côté d'observations scientifiques réelles on trouve,
dans son œuvre, des recettes toujours fantastiques.
Contre les convulsions d'origine dentaire il conseille de
frotter le visage de l'enfant avec de la moelle de veau
et contre les maladies causées par l'éruption des dents,
il faut prendre, dit-il, de la gelée de corne de cerf dissoute dans du lait de nourrice. Il condamne l'usage du

sucre auquel il attribue un grand nombre de caries, *« les vapeurs trop épaisses qui s'élèvent de l'estomac et des poumons s'attachent à la bouche comme la suie s'attache aux cheminées »*. Il appliquait des pansements à l'huile de cannelle et de girofle mélangées et toujours et immanquablement de l'urine au sujet de laquelle il dit *« qu'on a un peu de peine dans le commencement à s'y habituer mais que ne fait-on pas pour son repos et sa santé »*. Il faut dire qu'à cette époque il n'y a qu'un seul homme qui s'élève contre ces remèdes de bonnes femmes, c'est l'accoucheur *François Mauriceau*.

Bien que l'empreinte à la cire ait été découverte en 1700 par *Purmann* de Breslau, *Fauchard* n'en connaissait pas l'emploi. Il prenait, et tous les dentistes français et même de presque toute l'Europe, les mesures au moyen de compas et de papier découpé. On employait des dents naturelles et les appareils du haut et du bas étaient réunis entre eux par une lamelle flexible faisant ressort. C'était très grossier, mais c'était un progrès. Il s'occupe aussi de redresser les dents au moyen de fils et de lames d'argent.

En 1740, Garengeot invente la clef qui porte son nom et qui sert à faire les extractions un peu plus facilement qu'on ne le faisait auparavant. C'est aussi à cette époque qu'existe (victoire du féminisme) la première femme dentiste que nous connaissions, Mlle *Callais*, et dont je tiens à signaler l'existence puisque je suis devant un public féminin. L'or, comme matière obturatrice est fort en faveur, bien qu'il n'y ait point encore de dentistes américains ; on emploie également l'étain et le plomb.

Enfin, deux Français, *Duchâteau*, apothicaire à Saint-Germain, et *Dubois de Chémant*, dentiste à Paris, se disputent l'honneur de la découverte de la dent minérale quoique ce fut le premier qui en eut l'idée et qui le premier confectionna un dentier pour son usage personnel. Lé second perfectionna le procédé, et à la suite de démêlés avec ses confrères, précisément à cause de ses dents minérales, il alla importer à Londres la fabrication de cette nouveauté qui y prit un essor considérable. C'est encore un dentiste français et même deux fois français puisque parisien, *Fonzi*, qui eut l'idée d'incorporer dans la porcelaine deux tiges de platine comme moyen de rétention après les appareils sur lesquels elles étaient destinées à être fixées.

Ce procédé, d'ailleurs, est celui qui est toujours employé. Disons en passant, bien que cela n'ait qu'un intérêt historique, que *Talma*, le grand tragédien, était fils de dentiste et débuta également dans cette profession avant de s'illustrer sur les planches. Comme le journalisme, la dentisterie mène à tout à condition d'en sortir. En 1815, *Delabarre* lança son sirop et son fils fut celui qui le premier eut l'idée d'employer de la gutta pour la confection des appareils dentaires. Ce procédé fut perfectionné par *Ninck*, autre dentiste français, qui en 1854 fabriqua le premier dentier en caoutchouc vulcanisé. J'insiste sur ce point car c'est encore une découverte française que les Américains ont voulu s'approprier.

Enfin *Marmond*, autre Français, en 1825 invente l'emploi du miroir à bouche dont nous ne saurions plus nous passer et en 1870 seulement l'usage se répand d'estamper les plaques en or ou en métal pour la confection des appareils dentaires.

Jetons un coup d'œil sur ce qu'est la beauté des dents, de nos jours, chez les diverses peuplades.

En Hindoustan, les brahmanes, chaque matin, tournés vers le soleil, se polissent les dents avec un bois spécial ; l'opération dure environ une heure. Les peuples de l'Inde ont, d'ailleurs, les dents d'une blancheur éclatante et dans certaines tribus ils séparent chacune d'elle à la lime. A Java, les habitants ont une prédilection pour les dents en or. Chez certains asiatiques et en

Océanie les dents sont laquées en noir. C'est le dernier cri de l'élégance et de la distinction.

A Sumatra des hommes de haute condition ont le haut des dents noir et le collet est caché par une fine lamelle d'or. Au Japon les femmes se noircissent les dents avec une préparation composée d'urine, de cendre et d'une substance appelée *saki*. Depuis quelques années, ce peuple qui se civilise avec une rapidité phénoménale, a abandonné cette mode, dans les hautes classes de la société ; j'ajouterai que cette laque sent mauvais et est caustique. Chez certains peuples de l'Est de l'Inde, on se teint les dents en rouge avec une substance spéciale, ce qui prouve que des goûts et surtout des couleurs il ne faut pas discuter ; les nègres d'Abyssinie se taillent les incisives en pointe afin d'avoir l'air plus féroce tandis qu'aux îles Sandwich les habitants sacrifient leurs dents de devant au dieu *Eatou* pour qu'il leur soit favorable ; cette mode se rencontre également au Pérou, chez certaines peuplades qui estiment que la vue de cet espace vide ne manque pas de beauté !

J'ai réservé une place à part, dans cette causerie, à l'anesthésie, car cette merveilleuse découverte, qui fit faire tant de progrès à la chirurgie moderne, est l'œuvre d'un dentiste.

Vos professeurs de chimie vous ont appris que le protoxyde d'azote, encore appelé gaz hilarant, avait été découvert en 1799 par *Priestly*. Son élève, *Humphry Davy*, en 1800, publia une suite d'observations sur ce gaz, et en particulier, il nota la sensation de bien-être que l'on éprouvait à le respirer et l'impression de gaîté qui en résultait. On fit alors de nombreuses expériences pour s'amuser, et c'est ainsi que le Dr *Colton* en 1844, à *Hartford* (États-Unis), donna une séance de chimie instructive et amusante dans laquelle il fit respirer du protoxyde d'azote.

Un dentiste de la ville, *Horace Wells*, dont le nom mérite l'immortalité, assistait à cette séance, avec sa femme. Ce dentiste remarqua que l'un des individus qui avait respiré du protoxyde se trouvait ensuite dans un tel état d'excitation et de gaieté qu'il se blessa assez sérieusement à la jambe sans qu'il eût paru s'en apercevoir. Lorsqu'il ne fut plus sous l'influence du gaz, *Wells* l'interrogea et celui-ci lui déclara n'avoir rien senti. Ce fut pour lui un trait de génie. Il se soumit immédiatement à l'expérience en priant son confrère, le *Dr Riggs* qui était présent, de lui enlever une dent dès qu'il serait établi qu'il avait inhalé la quantité de gaz voulue. Selon ses prévisions, il ne sentit absolument rien. L'anesthésie était découverte. Son élève, le *Dr Morton*, autre dentiste, aidé du chimiste Jackson, découvrit alors les propriétés anesthésiantes de l'éther. *Wells* se crut dépossédé de l'honneur de sa découverte et de chagrin il s'ouvrit les veines dans un bain, en 1848.

Ce n'est qu'en 1866 que *Thomas Evans*, dentiste à Paris, fit la première extraction sous le protoxyde d'azote. C'est de là qu'est né le prestige, en France, des Américains.

Dois-je dire encore que c'est un dentiste, également américain, *J.-B. Francis*, qui, en 1856, tenta d'obtenir l'anesthésie par l'électricité. Il eut des résultats souvent encourageants, mais souvent aussi très décevants. La méthode a fini par être abandonnée.

Enfin, en 1894, *Carlson*, autre dentiste, mais allemand cette fois, en anesthésiant localement par la réfrigération au chlorure d'éthyle découvrit que ce produit avait un pouvoir anesthésique général.

Voyons maintenant ce que nous devons faire pour conserver nos dents aussi intactes que possible. Commençons par l'enfant. Quand celui-ci souffre à la suite de l'éruption de ses dents, le meilleur remède, le plus

simple, est encore d'attoucher, avec de la teinture d'iode,
le point qui est le siège de ce travail d'évolution et qui
est facilement reconnaissable à la rougeur de la gencive en cet endroit. Dès le jeune âge il faut habituer
l'enfant à se brosser les dents et à se tenir la bouche
en état de propreté. Mieux que cela, il faut l'habituer,
à cette petite opération alors qu'il n'est pas même capable encore de l'exécuter lui-même, c'est-à-dire vers
l'âge de trois ans. Il faut lui faire soigner ses dents de
lait car il y a un intérêt très grand à les lui conserver jusqu'à l'époque à laquelle elles doivent tomber
pour être remplacées. Si on ne les soigne pas et si on
est alors obligé de les supprimer prématurément on
crée chez l'enfant des anomalies qui peuvent occasion-
ner des malpositions et des malformations et obliger
ensuite à effectuer des redressements qui sont désa-
gréables à l'enfant et coûteux pour les parents. Il faut
dans le jeune âge veiller à ce que l'enfant ne se suce
pas le pouce ce qui est également souvent une cause
de malformation du massif osseux de la face.

J'ai dit tout à l'heure qu'il fallait habituer l'enfant
à se brosser les dents dès le bas-âge, mais je n'ai pas dit
comment ce brossage devait s'effectuer et ceci est vrai
pour l'adulte comme il l'est pour l'enfant. En général
on ne sait pas se brosser les dents, on les brosse seulement
horizontalement. Par cette méthode vous ne brossez
presque rien, seulement les surfaces convexes des dents,
mais vous ne brossez pas, là où cela est le plus important, dans les espaces interdentaires. Il faut brosser surtout verticalement, de bas en haut et de haut au bas,
avec une brosse dure et une poudre dentifrice que je
préfère à la pâte qui n'a pas la même action mécanique.
Il faut proscrire absolument la poudre dentifrice à base
de charbon qui, si elle a l'avantage de blanchir les
dents, a l'inconvénient de donner, après un long usage,
une gingivite ou maladie de gencive. Cette gingivite
est très anodine, cela est vrai, mais elle est remarquable

parce que, au collet de la dent, le bourrelet en forme de croissant que présente la gencive est alors légèrement coloré en noir.

Après l'emploi de la poudre dentifrice qui nettoie, il est rationnel de se servir de l'élixir qui aseptise. Le choix d'un dentifrice doit être fait judicieusement et il me souvient d'un fait que je tiens à vous conter pour vous mettre en garde contre l'emploi d'un dentifrice quelconque. Un de mes amis me dit un jour qu'il avait acheté dans un grand magasin parisien une poudre dentifrice, à nom oriental, sortant d'une parfumerie très connue, et ayant toutes les qualités. Elle blanchissait les dents, rougissait les lèvres et donnait à la bouche un éclat sans pareil. Je voulus connaître ce merveilleux produit dont le nom, pour la première fois, parvenait à mon oreille, et j'allai incontinent en acheter une boîte. A l'essai, je constatai en effet un blanchiment sensible, un coloris des lèvres qui faisait ressortir la blancheur obtenue, mais je constatai en outre, une saveur particulière qui décelait un acide. Je fis donc un essai avec du papier de tournesol, puis, voyant la réalisation de mes prévisions, je fis un second essai en présence de bicarbonate de soude. Je constatai de l'effervescence ; pas de doute, le produit était nettement acide, donc à rejeter, et je fis part à mon ami de ma découverte, et de cette poudre, il ne continua pas plus avant l'usage. Brossez-vous les dents au moins deux fois par jour, le soir avant de vous coucher et le matin au réveil. Si vous le pouvez faites-le également après vos repas. Servez-vous de cure-dent si les aliments sont retenus dans un ou plusieurs espaces inter-dentaires. Le meilleur, parmi ceux-ci, est un fil de soie floche. Vous ai-je dit que votre brosse doit être dure, en crin, et non pas en caoutchouc comme il s'en fait. Qu'importe si votre gencive saigne, cela n'a aucune importance. Faites enlever le tartre que vous pouvez avoir dans la bouche ; il refoule la gencive et par ce fait déchausse les dents. Le nettoyage est toujours utile, jamais inutile. Si une dent vient à vous manquer il est utile de la faire remplacer aussitôt afin d'éviter que son antagoniste ne s'allonge et que ses voisines ne s'inclinent, ce qui détruit l'engrènement normal des dents entre elles. Une bouche en bon état est déjà une barrière opposée à toutes sortes de maladies. Des dents propres, nettes, sont, chez la femme surtout, la plus belle des choses. Grâce à elles le rire et le sourire sont permis. De tous temps de belles dents ont inspiré les poètes et vous conviendrez avec moi qu'une vilaine bouche est un objet de répulsion. Je ne doute pas que toutes ici, Mesdemoiselles et Mesdames, n'ayez nullement besoin des conseils que je viens de vous prodiguer, certes, inutilement. Je ne vous les ai rappelés que pour vous donner plus de force pour faire de la propagande d'hygiène auprès de ceux que votre situation sociale vous permet d'instruire et de diriger ; je me suis en effet aperçu, depuis une heure que je bavarde devant vous de certaines médications qui vous ont égayées par leur étrangeté, que vous me montriez toutes des perles du plus bel orient.

Je n'insisterai donc pas davantage et vous présenterai seulement tous mes remerciements pour l'attention que vous avez bien voulu me prêter et l'honneur, dont je sens tout le prix d'avoir été admis à vous faire cette causerie.